AF310083

# DES
# APPLICATIONS OBLIQUES
## DE FORCEPS

## FORCEPS ANGULAIRE

PAR

## LE D<sup>R</sup> POULLET

Professeur agrégé à la Faculté de Médecine
du Lyon

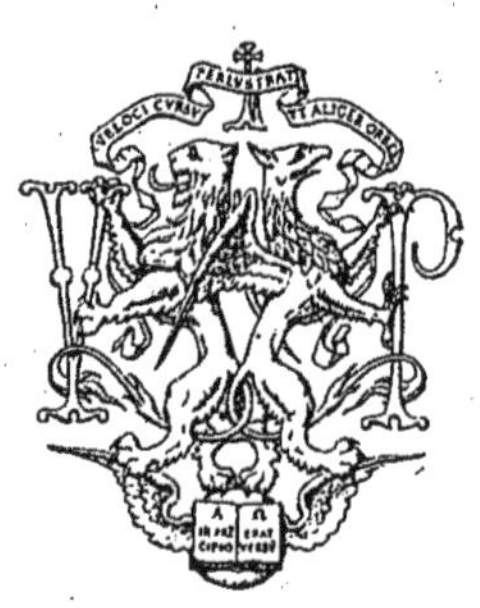

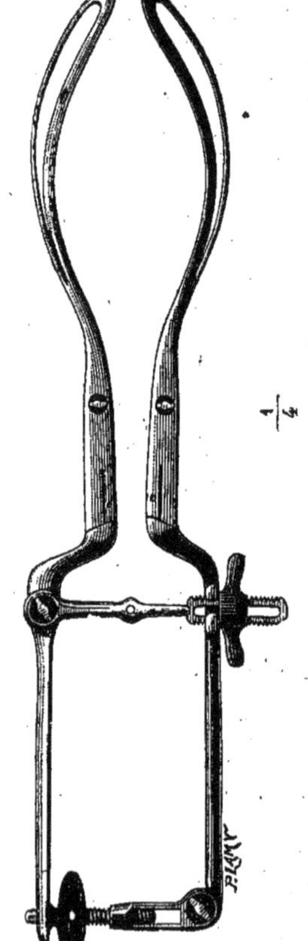

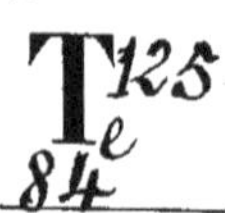

LYON

IMPRIMERIE VITTE ET PERRUSSEL
30, RUE CONDÉ, 30

1887

# DES

# APPLICATIONS OBLIQUES

## DE FORCEPS

---

## FORCEPS ANGULAIRE

PAR

## LE D<sup>R</sup> POULLET

PROFESSEUR AGRÉGÉ A LA FACULTÉ DE MÉDECINE DE LYON

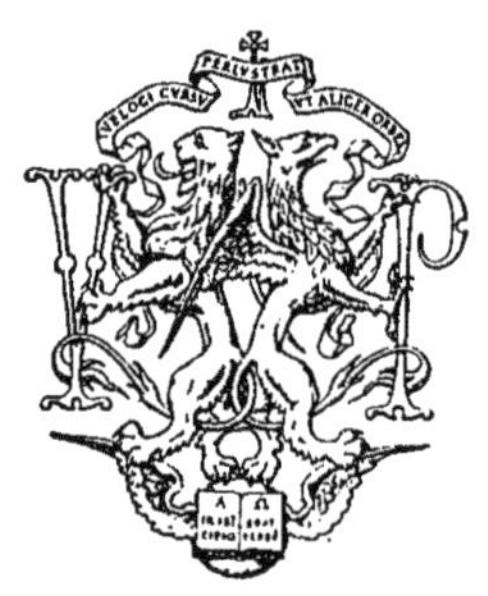

LYON

IMPRIMERIE VITTE ET PERRUSSEL

30, RUE CONDÉ, 30

---

1887

# DES APPLICATIONS OBLIQUES

## DE FORCEPS

## FORCEPS ANGULAIRE

Depuis trois ans, nous avons cessé complètement de faire usage du forceps à courbe pelvienne pour employer un forceps angulaire, dont les cuillers, tout à fait droites, s'appliquent sur les régions temporales, quelle que soit l'inclinaison et la situation irrégulière de la tête. Dans un assez grand nombre de cas, soit en ville, soit à la clinique de la Faculté de Lyon, nous avons pris la tête transversalement fixée au détroit supérieur, dans des bassins rétrécis ; nous avons dû alors placer le forceps très obliquement. Dans plusieurs cas, les internes de la Charité nous ont vu, pour saisir régulièrement la tête au détroit supérieur, placer une branche près de la symphyse pubienne et l'autre contre le promontoire ; puis, après avoir entraîné la tête au bas de l'excavation, faire exécuter à l'instrument la rotation utile pour dégager normalement la tête, d'après les lois de l'accouchement régulier.

Dans un cas récent (19 novembre 1886), ayant eu à saisir une tête en occipito droite postérieure, défléchie dans l'excavation, nous avons pu, avec l'aide du D$^r$ Peillon, ancien chef de clinique, saisir très régulièrement l'ovoïde cranien, les extrémités des cuillers placées sur les deux joues. Nos cuillers, qui sont droites, sont, dans tous ces cas, placées à peu près parallèlement au grand diamètre de l'ovoïde cranien, même lorsque ce grand diamètre est très incliné dans l'excavation. La tête saisie, on peut, par un mouvement de bascule, redresser cette longue tige occipito-mentonnière, de façon à faire ensuite l'extraction, la tête toujours placée longitudinalement dans les voies génitales, au lieu de l'extraire en lui laissant son inclinaison vicieuse primitive.

Le forceps ainsi employé devient un *instrument d'évolution* qui dirige la tête aux diverses hauteurs du bassin, d'après les lois de l'évolution normale ; tandis que, jusqu'ici, on n'a guère utilisé et étudié le forceps que comme instrument de *traction* et de *compression* céphalique. Entrons dans quelques développements à propos des applications obliques de forceps et nous verrons que l'instrument classique les rend impossibles alors qu'elles seraient le plus utiles ; nous verrons aussi que les règles données pour les pratiquer sont, non seulement compliquées, mais en opposition complète avec ce que l'on doit faire pour réussir.

Au commencement de notre siècle, l'illustre Baudelocque vulgarisa les notions du mécanisme de l'accouchement naturel que son maître Solayrès de Rénhac avait découvert. Depuis cette époque, on dut se préoccuper de la situation des divers diamètres de la tête, pendant son extraction par le forceps. Une conséquence naturelle de cette étude du mécanisme fut la doctrine des applications obliques du forceps pour saisir la tête toujours régulièrement et l'entraîner plus facilement à travers la filière pelvienne.

Cette méthode de placer le forceps dans des situations différentes, selon la position où l'on doit prendre la tête, est exposée très hardiment par Baudelocque ; sans hésitation, il montre, dans sa grande planche xi, le forceps prenant une tête transversalement fixée au détroit supérieur. L'une des branches de l'instrument est placée contre la symphyse pubienne, et l'autre directement contre le promontoire.

La doctrine séduisante des applications obliques, si française dans son origine, puisqu'elle a pour auteurs

Solayrès et Baudelocque, est malheureusement restée exclusivement française, en ce sens qu'elle n'a jamais été adoptée, même partiellement, par les accoucheurs des autres nations.

Quant aux accoucheurs français, qu'ont-ils fait à ce sujet? Ils ont fait tout ce qu'il a été possible, avec un instrument défectueux, pour conserver un lambeau de l'enseignement de Baudelocque.

Mais les applications obliques de forceps ont, malgré les efforts théoriques des maîtres français, diminué de plus en plus d'importance et de fréquence. Actuellement, c'est-à-dire après un siècle, voici, dans ses grandes lignes, la pratique générale des accoucheurs.

En Angleterre, en Autriche, en Allemagne, etc., on applique toujours le forceps symétriquement, une branche à droite et l'autre à gauche du bassin.

En France, le plus grand nombre des médecins, et même des accoucheurs spécialistes, opèrent exactement comme les étrangers ; toutefois, un certain nombre de maîtres français distinguent, suivant la hauteur où se trouve la tête. Si elle est au détroit supérieur, personne ne conseille d'appliquer obliquement le forceps, ce qui serait d'ailleurs impossible avec la courbe de Levret ; à cette hauteur, il y a une unanimité complète entre tous les accoucheurs des diverses nations. Le forceps, dit-on généralement, rencontre et saisit la tête comme il peut ; mais lorsque le forceps doit prendre la tête dans l'excavation, les auteurs classiques français, du moins en théorie, conseillent les applications obliques. En réalité, on les pratique quelquefois, mais le bénéfice réel qu'on en a obtenu jusqu'ici n'est pas très considérable, ce qui ressortira des développements qui vont suivre.

*De la prise régulière de la tête par le forceps.* — Depuis Baudelocque, une erreur a cours dans la science, sur ce qu'on entend par une *prise régulière* de la tête.

La prise est régulière, dit-on, toutes les fois que les cuillers étant placées sur les deux oreilles, l'occiput est

tourné du côté de la petite courbure du forceps. Or, la
tête peut être très défléchie; ainsi saisie par le forceps,
le grand axe céphalique, au lieu d'être parallèle à la
longueur des cuillers, peut former avec ceux ci un angle
considérable; il n'y a plus d'adaptation des cuillers,
plus de rotation possible, et l'extraction présente des
difficultés très grandes.

Il est donc nécessaire d'établir, tout d'abord, que la
prise n'est réellement régulière que lorsque la tête est
saisie *longitudinalement* par le forceps, le grand axe
céphalique étant à peu près parallèle à l'axe longitudinal
de l'espace embrassé par les cuillers de l'instrument.

Il est en effet évident qu'un corps ovoïde n'est bien
saisi par un instrument ovoïde, qu'à la condition d'un
emboîtement aussi parfait que possible, nécessitant la
concordance des grands axes, sinon leur parallélisme
absolu. Si le grand axe de l'instrument fait avec celui
de l'ovoïde à saisir un angle considérable, l'adaptation
n'est plus complète et la prise est très précaire. Un in-
convénient plus grave encore que le peu de solidité de
la prise, c'est l'augmentation de volume que prend le
forceps, lorsque ses cuillers saisissent une tête inclinée
sans pouvoir bien l'emboîter. Cette augmentation d'écar-
tement des cuillers peut atteindre deux centimètres et
donner lieu à des difficultés sérieuses pendant l'extraction.

Les règles formulées par les auteurs pour placer obliquement le forceps, sont très nombreuses, et très varia-
bles suivant les positions diverses de la tête; elles sont
loin d'être claires et loin d'être faciles à retenir; elles
occupent un certain nombre de pages dans le traité de
Charpentier qui a cru devoir les résumer en deux pages
de tableaux synoptiques (t. II, pages 655 et 667).

Nous verrons au contraire que, pour avoir une prise
vraiment régulière, une seule et unique règle est suffi-
sante, et qu'elle s'applique à toutes les positions, aussi
bien à celles de la présentation de la face qu'à celles de
la présentation du sommet.

Cette règle unique permettra toujours de placer notre forceps angulaire de façon à obtenir la prise régulière qui est si désirable. Un seul exemple montrera ce que la règle ordinaire a de défectueux. Supposons la tête défléchie dans l'excavation, placée transversalement, l'occiput à droite. Tandis que l'occiput se dirige en bas et à droite, le menton se rapproche de la fosse iliaque gauche, c'est donc là, à gauche, que les extrémités des cuillers devraient se diriger pour saisir dans toute sa longueur cette tige occipito-mentonnière. Or, si l'on procède au placement du forceps d'après les règles établies en dirigeant la petite courbure du côté de l'occiput, et qu'on réussisse à faire une application assez oblique, on voit que les extrémités des cuillers se dirigent vers la fosse iliaque droite ; les cuillers croisent alors complètement la direction longitudinale de la tête, en faisant avec celle-ci un angle d'autant plus prononcé qu'on a été meilleur opérateur, c'est-à-dire qu'on a mieux réussi à placer obliquement le forceps. Retirons l'instrument, plaçons-le en sens inverse, c'est-à-dire en désobéissant formellement à la règle, tournons le bord concave des cuillers du côté opposé à l'occiput ; les cuillers prendront une direction parallèle à la tige occipito mentonnière, et l'on réussirait à bien saisir la tête longitudinalement, si la courbure de l'instrument était assez brusque et assez accentuée. Tandis que les auteurs, pour déclarer la prise régulière, se basent seulement sur la direction du diamètre bipariétal, nous disons qu'on doit avoir en vue, non ce diamètre transversal de la tête, mais bien son diamètre longitudinal sus-occipito-mentonnier. Cela est vrai non seulement dans la position que nous venons de prendre comme exemple, mais quelle que soit la situation de la tête, que celle-ci se présente par le sommet ou par la face ; la prise est alors défectueuse s'il y a de la déflexion.

On doit, dans tous ces cas, chercher à placer le forceps incliné dans l'excavation, en lui donnant une prise régulière afin de pouvoir corriger l'inclinaison vicieuse de l'ovoïde cranien avant de procéder aux tractions ; car cet ovoïde ne progresse facilement que s'il chemine longitudinalement placé par rapport au canal à parcourir. Le diagnostic de la situation de cet ovoïde, de ses rapports avec le bassin, a donc une grande importance.

Avant toute application de forceps, l'opérateur a besoin de se faire une idée nette de la situation du corps à saisir, sous peine d'agir en aveugle et d'une manière empirique. Pour se représenter nettement par la pensée la situation de la tête, il faut d'abord les trois renseignements classiques, c'est-à-dire : 1° la présentation, 2° la position, 3° la variété ; mais nous dirons que ces trois éléments de diagnostic exigés par les auteurs, ne suffisent même pas pour pour intervenir convenablement par le forceps, lorsque la tête doit être prise encore élevée dans l'excavation. Le plus souvent alors, la tête est inclinée par rapport à l'axe de l'excavation, car elle est incomplètement fléchie, pour la présentation du sommet, ou incomplètement défléchie pour celle de la face.

Pour intervenir avec le forceps, il faut connaître ce degré d'inclinaison céphalique et incliner de même l'instrument sous peine d'avoir les inconvénients d'une prise irrégulière. Avant d'exercer les tractions, on devra donc corriger cette inclinaison vicieuse de la tête qui est indiquée par la situation dans laquelle se trouve l'axe des cuillers du forceps. Il faudra tout d'abord amener cet axe des cuillers dans la direction de l'axe de l'excavation qui est sensiblement la ligne droite prolongeant l'axe du détroit supérieur.

Cette correction de l'inclinaison vicieuse de la tête joue un rôle capital pour le succès ou l'insuccès opératoire, dans un même bassin bien entendu, et avec une tête de même volume.

Tous les accoucheurs ont eu des cas difficiles d'intervention, même dans des bassins très peu rétrécis, mais avec des têtes plus ou moins défléchies. Si les livres classiques ne font pas à la déflexion de la tête une place assez importante parmi les causes de dystocie, c'est uniquement parce que, jusqu'ici, notre outillage ne permettant pas de lutter facilement contre cette déflexion, celle-ci n'a pas été étudiée avec les détails nécessaires.

Dans un grand nombre de cas, le forceps doit agir, non seulement comme agent d'extraction, mais surtout comme instrument d'*évolution ;* c'est peut être la fonction qui sera jugée, dans l'avenir, la plus importante, celle qui rendra les plus grands services, lorsque l'on se sera familiarisé avec son étude. Pour le moment, cette fonction n'est pas indiquée par les auteurs classiques. Dans ma thèse d'agrégation (*Des diverses espèces de Forceps*, 1883), j'ai déjà consacré un chapitre (p. 29) à l'étude de l'évolution instrumentale. Depuis, ayant modifié le forceps spécialement en vue de mieux l'adapter, et de pouvoir le mobiliser plus facilement dans l'excavation pelvienne, les résultats obtenus dans la pratique ont été très satisfaisants.

Faire évoluer une tête, c'est lui faire exécuter la série des mouvements qui constituent le mécanisme normal de l'accouchement. Parmi ces mouvements se trouve la rotation artificielle, troisième temps de l'accouchement, dont tous les accoucheurs ne sont pas partisans, mais dont sont partisans tous ceux qui l'ont essayée après avoir appris à l'exécuter convenablement. Entrons dans quelques détails : la rotation artificielle, qu'on veuille la pratiquer avec le doigt (procédé de Tarnier), ou avec la main (procédé de Loviot, conseillé de nouveau par E. Blanc, de Lyon), ou bien qu'on veuille la faire avec le forceps, exige une condition de succès : c'est que la tête ne soit pas défléchie dans l'excavation ; en un mot, il faut que le grand axe céphalique soit assez rapproché de l'axe de l'excavation. Aussi bien pour la présentation du sommet que pour celle de la face, une tête couchée dans le bassin ne peut tourner autour de l'axe de l'excavation, tandis que cela devient possible dès qu'on a redressé l'ovoïde cranien. Il en est ainsi, même dans le bassin normal, à plus forte raison, si celui-ci est un peu rétréci.

En effet, la tête fœtale étant un ovoïde, si son grand axe, qui a 14 centimètres, est très incliné dans l'excavation, il ne peut se déplacer dans tous les sens, sans que ses extrémités viennent heurter les parois du bassin. Mais si, préalablement, on relève cette longue tige occipito-mentonnière, si on la fait à peu près coïncider avec l'axe de l'excavation, la tête peut ensuite facilement tourner autour de cet axe de l'excavation, puisqu'elle tourne en même temps autour de son axe occipito-mentonnier, qui alors ne se déplace pas pendant la rotation.

On a, dans les livres, parlé de la rotation, comme on le fait en géométrie plane, comme on le fait pour la rotation de l'aiguille de la boussole ou de l'aiguille d'une montre, qui se meuvent toujours dans un même plan. C'est au contraire la géométrie dans l'espace qui doit nous guider. N'oublions pas que nous agissons sur un ovoïde qui a, comme tous les corps solides, trois dimensions, et que les rotations doivent être indiquées comme s'effectuant autour de l'un des trois axes placés sur chacune de leurs dimensions :

1° Axe longitudinal selon le diamètre occipito-mentonnier ;

2° Axe transversal selon le diamètre bi-pariétal ;

3° Axe vertical selon le diamètre trachélo-bregmatique.

Il y a encore à tenir compte de l'axe de l'excavation pelvienne, autour duquel on doit, en définitive, produire la rotation, mais après avoir rendu possible ce mouvement par une direction convenable donnée à la longue tige occipito-mentonnière ; on réussit alors, sans effort, tandis qu'avant ce mouvement préparatoire, l'on eût fatalement échoué, tout en déconseillant, pour l'avenir, une pratique qu'on a mal exécutée. Tout le secret des divergences de doctrine, entre accoucheurs, réside souvent dans de semblables malentendus.

On avait bien dit déjà qu'il faut, avant de faire la rotation, compléter la flexion en abaissant l'occiput, mais ce n'est pas rigoureusement ce que l'on doit faire ; car, dans quelques cas, dans des bassins normaux ou même grands, la tête en OP s'est défléchie jusqu'à engager l'extrémité mentonnière dans la dépression du trou sous-pubien, il faut alors dégager et relever le menton, et non abaisser l'occiput, ce qui serait impossible.

Quelle que soit la présentation, que ce soit le sommet ou le menton qui ait, le premier, pénétré dans l'excavation pelvienne, cela ne change en rien l'obligation que nous indiquons ici : il faut diriger le grand axe céphalique à peu près dans l'axe de l'excavation. Pour le sommet, on fait ainsi un *complément de flexion;* pour la face, un *complément de déflexion;* mais ce redressement de la tige occipito-mentonnière s'exécute de la même façon dans les deux cas. On l'obtient en faisant pivoter la tête autour de son axe transversal qui est à peu près le diamètre bi-pariétal. Mais pous faire ainsi pivoter la tête, il est utile d'avoir embrassé l'ovoïde dans toute sa longueur, à l'aide de cuillers droits dont le grand axe soit parallèle avec celui de l'ovoïde saisi.

Il y a donc deux mouvements successifs à produire, et cela toujours dans l'ordre voulu : le premier, un mouvement de rotation autour de l'axe bi-pariétal ; le second, qui ramène sous la symphyse la région de la tête fœtale qui doit s'y appuyer pendant le dégagement.

Pour exprimer cette intervention, ainsi régularisée par une formule facile à graver dans l'esprit, nous dirons : Efforçons-nous de placer le forceps en faisant coïncider l'axe des cuillers avec le grand axe céphalique, et ne faisons les tractions et les rotations qu'après avoir fait coïncider ces deux axes réunis avec celui de l'excavation pelvienne ; si l'on juge utile de faire de ces préceptes une loi générale, elle pourra s'appeler *la loi de la coïncidence des trois axes.*

Dans les présentations de la face, on est peu satisfait des résultats du forceps ordinaire, et quand le menton est en arrière, cet instrument donne des *résultats déplorables* d'après Pinard (1). Cet auteur discute ce que

(1) *Dictionnaire encyclopédique,* art. forceps, p. 590.

la prise a de défectueux (quelle que soit la position),
suivant qu'on réussit à porter les cuillers vers la région frontale ou près du menton. Dans les cas où,
par suite de l'enclavement de la face en M P, l'on ne
peut réussir à produire la rotation, « il ne reste guère
d'autre alternative, dit-il, *que de pratiquer la craniotomie et la céphalotripsie.* » Cette opinion est absolu-
lument classique. Quant à obtenir, par un instrument
plus satisfaisant, une prise plus solide, portant non
plus seulement sur le front ou sur le menton, mais
bien sur toute la longueur de la tête inclinée, il est
évident que personne n'en a entrevu la possibilié. Il
faut en effet, pour cela, des cuillers droits faisant un
angle pelvien avec la partie du forceps qui traverse le
vagin, cuillers faciles à incliner dans tels ou tels sens
indiqués par l'inclinaison céphalique.

Ce que nous venons de dire des présentations de la
face, s'applique également aux présentations du sommet en occipito-postérieures, toutes les fois que le grand
axe de la tête est incliné sur l'axe des voies génitales
Dans ces cas, on a rencontré, parfois, des dystocies
formidables, même entre les mains les plus habiles.

Je citerai, pour preuves, les craniotomies, plus nombreuses qu'on ne le croit, pratiquées dans des bassins
normaux, sur des têtes d'un volume ordinaire, mais
situées en O P, défléchies, plus ou moins enclavées, et
qu'une prise insuffisante du forceps ne réussit pas à
faire évoluer et à extraire. Parfois l'on réussit, tant
bien que mal, après des efforts laborieux, à extraire le
fœtus avec des plaies contuses, péri-orbitaires ou de
la paralysie faciale, la mère ayant des traumatismes
pelviens qui la retiennent longtemps au lit. Tous les accoucheurs expérimentés ont des cas semblables dans
leurs souvenirs, car ils y sont gravés profondément par
les soins prolongés donnés aux malades, et les cicatrices
persistantes que conservent les enfants qui survivent.

Deux exemples récents m'ont été cités par les accoucheurs les plus habiles de notre ville :

1ᵉʳ cas : Les professeur Laroyenne et Fochier m'ont dit avoir pratiqué ensemble une craniotomie ; la tête en occipito-postérieure était du volume normal et le bassin plus grand que d'ordinaire ; mais les efforts les plus patients avec le forceps de Stoltz, n'avaient pu corriger la déflexion et désenclaver la tête.

2ᵉ cas. Mon ami le Dʳ Marduel m'a donné ces détails d'un accouchement qu'il a pratiqué en septembre 1886, aidé par un ancien chef de clinique obstétricale : Présentation en occipito-postérieure gauche dans un bassin de grandes dimensions. Intervention nécessaire par le forceps. Première tentative d'extraction qui n'aboutit pas ; on dut retirer le forceps pour le réappliquer plus tard en essayant une application plus oblique, toutes les tentatives pour produire la rotation, furent inutiles et on dut extraire en O P. L'enfant présenta une plaie contuse de la région sus-orbitaire gauche, et pendant quelque temps de la paralysie faciale du côté droit; les cuillers tenaient la tête par leurs extrémités fixées (après un peu de glissement) l'une sur l'apophyse mastoïde droite, où il y avait des excoriations, l'autre sur l'orbite gauche ; l'extraction de la tête ainsi prise, fut très laborieuse ; les opérateurs ayant été assez prudents pour ne pas s'obstiner à tourner quand même cette tête tenue suivant un diamètre défavorable, l'enfant a survécu ; aujourd'hui, cette petite fille n'a conservé qu'un peu de dépression sus-orbitaire du frontal à gauche. La mère a bien guéri, mais n'a pu marcher convenablement qu'après deux mois de repos. Cette femme est d'une taille très élevée, le bassin est très grand, le volume de la tête n'était pas excessif, le poids de l'enfant n'était que de 3,560 grammes.

Bien que la femme fût primipare et âgée de 38 ans, ce n'est pas ce qui explique l'impossibilité de la rotation artificielle, tentée vainement par d'habiles opérateurs ; la dystocie a résulté de la déflexion de la tête, et les difficultés ont été occasionnées par la forme défectueuse du forceps de Pajot, qui a eu une prise défavorable, l'une des cuillers portant sur l'orbite gauche et l'autre sur l'apophyse mastoïde droite.

Nous avons cité ces deux faits, parce qu'ils appartiennent à un ordre peu connu de dystocie, celle des grands bassins, grands soit d'une manière absolue, soit par rapport au volume de la tête engagée, celle-ci pouvant avoir les deux extrémités de la tige occipito-mentonnière arc-boutées contre les parois osseuses de l'excavation. Il faut alors, pour triompher de la difficulté, se servir d'un instrument pouvant être mobilisé dans l'excavation après avoir été placé obliquement et asymétriquement. On réussit ainsi à redresser la tête, pour l'extraire ensuite convenablement dirigée.

Recherchons pour quelles raisons le forceps ordinaire est si difficile à diriger dans l'excavation, pourquoi il est si peu mobilisable dans le bassin, qu'il faille presque toujours le placer dans la position symétrique, pour l'introduire un peu haut.

La première raison se rencontre dans le trop grand rayon de sa courbure céphalique. Ce reproche s'adresse aussi bien au forceps de Tarnier qu'à ceux de Stoltz et de Pajot, qui ont tous trois une courbure céphalique dont le rayon est de 14 à 15 centimètres ; il est facile de s'en convaincre en découpant un arc de carton avec un compas ouvert à 14 centimètres, on verra qu'il s'adapte à peu près dans les cuillers de nos forceps usuels.

La cuiller n'est pas plus excavée dans le sens de sa largeur que dans celui de sa longueur ; aussi une branche de forceps n'est une cuiller que par une figure de rhétorique ; en la supposant même non fenestrée, elle n'aurait qu'une contenance insignifiante ; c'est plutôt un arc métallique très peu courbé. Une cuiller réelle a une courbure transversale d'un plus petit rayon que sa courbure longitudinale ; aussi un œuf s'y adapte-t-il assez convenablement.

Si l'on veut que le forceps acquière une certaine mobilité dans l'excavation pelvienne, il faut l'adapter plus intimement à l'ovoïde cranien, et pour cela il faut augmenter la courbure céphalique des cuillers dans le sens de la longueur, et plus encore dans celui de la largeur.

Quant à la courbure pelvienne, elle est de 24 centimètres de rayon pour l'instrument de Pajot et celui de Tarnier, et de 30 centimètres de rayon pour celui de Stoltz ; des courbures aussi faibles ne donnent presque pas de bénéfice réel, quand on veut incliner les cuillers pour saisir une tête défléchie.

Enfin, le mode d'articulation par un pivot fait de nos forceps des instruments symétriques, tandis qu'il est parfois précieux d'utiliser une certaine asymétrie des branches, pour faciliter la prise des têtes irrégulièrement situées.

Ces reproches indiquent déjà dans quel sens nous avons dirigé nos modifications dans l'instrument ci-dessous.

*Description de notre forceps angulaire.* — En construisant ce forceps, nous nous sommes inspiré plutôt de l'œuvre de Jean Palfyn que de celle des auteurs qui, plus tard, ont croisé et courbé l'instrument. Remontant avant Levret, nous avons pris les mains de fer droites de Palfyn, leur conservant le parallélisme des manches et la rectitude des manches et des cuillers, placés sur la même ligne droite, lorsqu'on regarde l'instrument de profil. Tout cela existait sur le premier instrument connu, celui que le célèbre accoucheur de Gand vint montrer à Paris en 1721.

Nous avons seulement précisé la courbure céphalique, que nous croyons préférable ; nous avons surtout modifié la partie intermédiaire entre le manche et la cuiller, y établissant une grande échancrure périnéale ; enfin, nous avons ajouté un système d'articulation métallique qui permet l'asymétrie des branches lorsqu'elle devient utile.

La courbure céphalique qui nous a paru la plus convenable, est une courbe appartenant à une circonférence de dix centimètres de rayon, dans le sens de la longueur

des cuillers, et une courbe appartenant à une circonférence de six centim. de rayon, dans le sens de leur largeur. Quand l'instrument est vu de profil, les bords des
cuillers paraissent être des lignes droites, légèrement
divergentes vers le bas, pour donner à la cuiller plus
de largeur au bas qu'à l'extré-
mité libre, contrairement à ce
qui existe dans tous les forceps ;
l'ovoïde cranien, sauf dans la
présentation de la face, offre en
effet, à l'instrument sa plus
grosse extrémité à la partie inférieure. Les cuillers ont donc
43 millim. de largeur à l'extrémité, et 55 millim. à la partie
inférieure.

La cuiller se réunit à la partie vaginale du forceps, qui est
une tige droite de dix cent. de
longueur, en faisant un angle
pelvien de 135° ouvert en avant ;
de façon que la ligne moyenne
des cuillers s'écarte à 45° de la
ligne qui prolongerait la direction de la partie vaginale ; sur
la figure n° 1, les lignes ponc-
tuées forment donc un angle
de 45°.

Cet angle pelvien de 135° est
destiné à remplacer la faible
courbe pelvienne de Levret. Dans
notre premier modèle de forceps

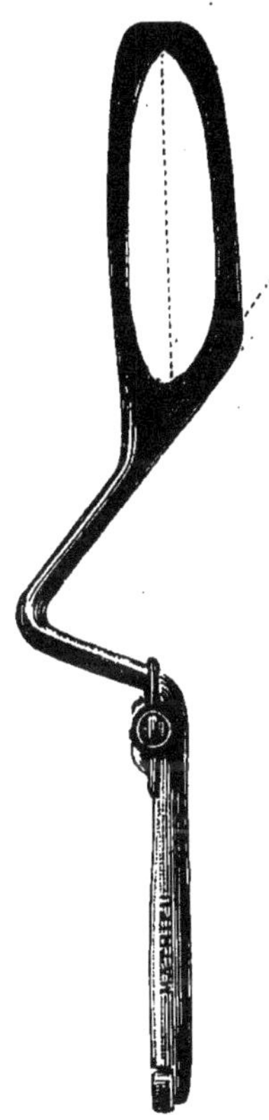

FIGURE 1.

angulaire, celui qui est décrit
dans la thèse du D^r Haste (Lyon,
juin 1884), l'angle était seulement de 150°. La pratique
nous a montré depuis qu'il est utile d'augmenter un
peu l'inclinaison des cuillers sur la partie vaginale.
A notre avis, l'angle pelvien substitué à la courbe

pelvienne, est la plus importante de nos modifications instrumentales.

En bas, la partie vaginale se coude brusquement

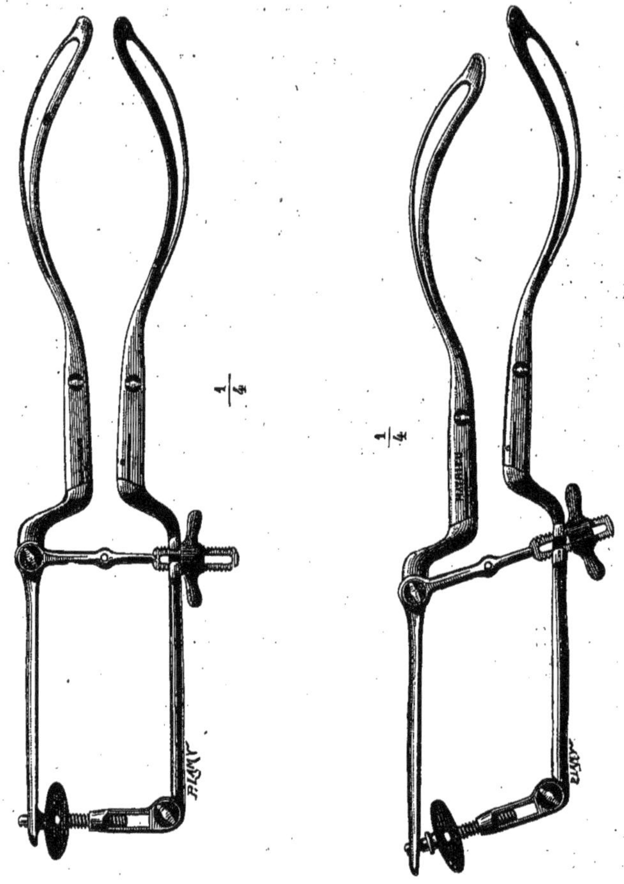

FIGURE 2.                    FIGURE 3.

pour former un genou, dont l'angle ouvert en arrière est destiné à emboîter le perinée dans les applications directes, ou l'ischion lors des applications très obliques.

Les parties vaginales des deux branches sont tout à fait parallèles et très rapprochées, lorsque le forceps

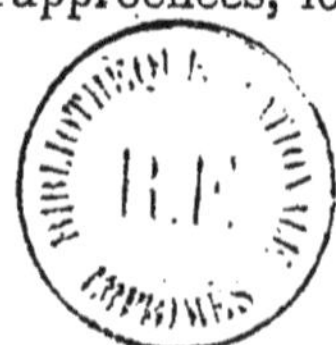

est articulé; il en résulte que chaque branche présente à
sa face externe, au bas des cuillers, une dépression assez profonde qui peut recevoir et loger la branche du
pubis, ce qui permet de placer très obliquement le forceps.

Les deux branches sont reliées solidement par deux
traverses articulaires parallèles, formant avec les deux
manches de l'instrument un parallélogramme mobile,
qui peut se rapprocher de la forme losangique pour donner l'asymétrie des branches. La longueur de chaque
traverse se règle par une vis, ce qui permet, dans les
cas exceptionnels, de faire converger ou diverger l'extrémité supérieure des cuillers.

On peut ainsi, au besoin, exagérer le rapprochement
des cuillers, de façon à faire de ce forceps déjà intro-
duit dans le bassin, un véritable céphalotribe. J'ai ainsi
pratiqué trois fois, à la Charité, le broiement de la tête,
après avoir fait la perforation entre les cuillers, sans
retirer le forceps avec lequel l'extraction avait été tentée.
Dans un cas où une sage-femme de la ville avait rompu
le cou du fœtus, laissant la tête au-dessus d'un rétré-
cissement du détroit supérieur, trois heures plus tard,
le col en partie refermé, je pus appliquer ce forceps.
Les cuillers rendues très convergentes, la tête fut solidement fixée et perforée; l'écrasement obtenu par ce
forceps fut ensuite suffisant pour terminer très facilement l'extraction.

Ce mode d'articulation, par un parallélogramme
mobile, laisse aux branches la possibilité de che-
miner indépendamment l'une de l'autre; ce déplace-
ment isolé d'une branche s'obtient en exerçant la
traction plus spécialement sur l'une des branches,
ou sur la traverse mais près du manche qu'on veut
abaisser.

Contrairement à des idées reçues et que nous avons
longtemps partagées, notre instrument actuel est le
moins élastique possible, ce qu'on obtient par l'épais-
seur du métal et une trempe dure. Il est entièrement en

acier, il est poli dans toutes ses parties, et sans aucune hachure sur les poignées, ce qui en facilite le nettoiement.

Au point de vue de la direction des tractions, les deux traverses articulaires sur lesquelles on tire sont reportées absolument sur le plan où passent les deux axes des cuillers et où se trouve aussi la ligne axiale du détroit supérieur, lorsque les cuillers sont introduites à ce niveau.

Quant aux mouvements de rotation qu'on veut imprimer à l'instrument, ils sont très simples à produire : le poignet qui tient l'une des traverses articulaires n'a qu'à tourner sur place puisque l'axe de rotation passe, en effet, par le milieu du poignet.

L'emploi de ce forceps nous a conduit à étudier plus attentivement les applications obliques et à distinguer deux genres d'obliquité.

*Deux genres d'obliquité du forceps.* Jusqu'ici, le terme d'application oblique du forceps ne désignait qu'un même genre d'obliquité, celle qui consiste à placer l'une des cuillers plus près du pubis et l'autre plus près du promontoire. Ce genre est relatif à la circonférence de l'excavation pelvienne. Nous pourrions le désigner sous le nom d'*obliquité de situation*. C'est la seule dont se soient occupés les auteurs.

Mais il est une autre obliquité, bien plus importante selon nous, et sur laquelle nous appelons l'attention des accoucheurs. C'est celle qu'on donne au forceps en déviant plus ou moins sur l'un des côtés de la femme les manches de l'instrument, tout en laissant les branches dans la situation où on les a placées. Ce genre d'obliquité change surtout la direction longitudinale des cuillers, on peut le désigner sous le nom d'*obliquité de direction* ou seulement *inclinaison*. Cette obliquité-là permet, si on la dirige bien, de saisir longitudinalement la tête défléchie ; puis, lorsqu'elle est bien saisie, on fait disparaître cette obliquité de direction, ce qui corrige, par cela même, l'inclinaison si défavorable de la tête par rapport à l'axe de l'excavation.

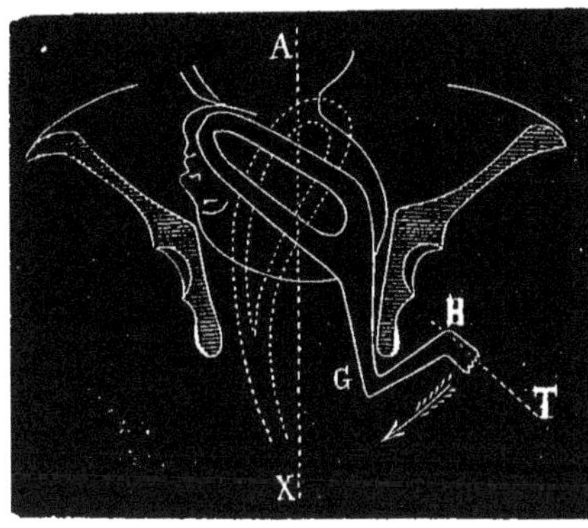



Figure 4.

La figure 4 montre ces deux genres d'obliquité, le bassin est coupé transversalement et verticalement, la tête est défléchie au détroit supérieur, une cuiller de notre forceps angulaire est placée en avant, entre la tête et le pubis. C'est là l'obliquité de situation.

Mais, d'autre part, la direction longitudinale des cuillers est sur le prolongement de la ligne T H ; l'angle que forme cette ligne avec la ligne A X donne l'obliquité de direction. Si l'on fait basculer l'instrument dans le sens de la flèche, jusqu'à faire coïncider les lignes H T et A X, on fait disparaître l'obliquité de direction et l'on peut ensuite exercer les tractions sur la tête redressée ; celle-ci cheminera donc plus facilement en n'offrant que ses moindres diamètres aux frottements du bassin. Mais cela n'est praticable qu'avec notre forceps angulaire, nous l'avons déjà fait bien souvent.

Sur la figure 4, en voit en ligne pointillée la situation que, d'après les préceptes classiques, on s'efforce de donner au forceps ordinaire ; les cuillers de l'instrument croisent la direction longitudinale de la tête, et l'instrument ne jouit d'aucune mobilité utile, en supposant même qu'on puisse le placer ainsi au haut de l'excavation.

*Manière d'utiliser notre forceps.* Avant de placer le forceps, on doit reconnaître la position plus ou moins

inclinée qu'occupe, dans l'excavation, la tige occipito-
mentonnière de la tête. Dans le cas où il resterait quelque doute dans l'esprit, on devrait pratiquer le toucher
avec la main entière, et les doigts peuvent toujours, en
refoulant un peu la tête, arriver au niveau soit d'une
oreille, soit d'une orbite, pour compléter le diagnostic.
Cette même main sert ensuite à placer les deux branches du forceps. Une longue étude comparative des diverses méthodes de placement de l'instrument nous a
démontré, pour les cas difficiles, une très grande supé-
riorité de la méthode de Hatin, qui consiste à guider les
deux branches de l'instrument sur la même main profondément introduite; j'introduis toujours pour cela la
main gauche, qui vérifie le diagnostic et ensuite dirige
successivement les deux branches du forceps.

Si la tête a son grand axe convenablement dirigé,
c'est-à-dire longitudinalement par rapport à l'axe des
voies génitales, on fait l'application directe comme tous
les auteurs le conseillent.

Mais si le grand axe de la tête est incliné sur l'axe de
l'excavation, il y a lieu d'incliner dans le même sens les
cuillers du forceps, et l'on devra alors faire une application oblique.

En plaçant l'instrument, on lui donnera l'obliquité de
situation, puis ensuite l'obliquité de direction, et après
avoir articulé solidement pour saisir la tête, on déplace
les manches du forceps dans le sens de la flèche (fig. 4),
ce qui fait disparaître l'obliquité de direction. On exerce
ensuite les tractions dans la direction du plan moyen de
l'excavation.

La tête ainsi conduite sur le plancher périnéal, on
exécute alors la rotation classique du troisième temps,
qui, elle, corrige l'obliquité de situation. Ensuite on n'a
plus qu'à dégager (quatrième temps des auteurs), le
forceps étant à peu près symétriquement placé. Nous
disons à peu près, mais, pour préciser, il est avantageux
que, pendant le dégagement, le forceps ne soit pas tout
à fait arrivé à la fin de la rotation complète; la disten-

sion perinéale est moindre si l'une des branches du forceps conserve encore sa face externe parallèle à la branche correspondante du pubis.

L'application de ce forceps se fait d'une façon identique, que la tête soit en présentation du sommet ou en présentation de la face; dans tous les cas, on doit effectuer la rotation complète et dégager la tête suivant le mécanisme régulier.

Pendant la rotation, l'instrument arrivera parfois à être insensiblement et complètement renversé, et c'est dans cette situation qu'on opérera le dégagement; cela arrivera toutes les fois que l'occiput ou le menton aura été saisi par l'angle de l'instrument près de la paroi postérieure du bassin ou près de ses parois latérales.

Dans ces cas, le forceps a, pendant le dégagement, la situation que montre la figure 5. Il n'y a aucune difficulté à tourner insensiblement le forceps ainsi pendant le troisième temps, car alors il ne reste plus dans l'excavation que les cuillers de l'instrument qui sont droites.

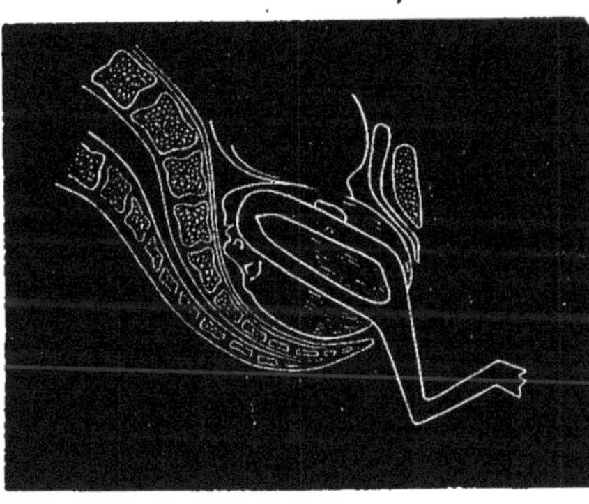

Figure 5.

Pour placer obliquement le forceps, une double question se pose : comment faut-il le tourner et quelle branche faut-il introduire la première? Au lieu de chercher la réponse dans la collection inextricable des règles classiques, nous donnerons une règle unique, toujours la même, qui convient à toutes les positions dela tête, aussi bien en présentation faciale qu'en présentation du sommet.

La présentation, la position, la variété étant connues, il est nécessaire de compléter le diagnostic en appréciant le degré d'inclinaison de la tige occipito-mentonnière sur l'axe de l'excavation, ce qui est assez facile ; en effet, si l'on touche la petite fontanelle ou le menton, à peu près au centre de l'excavation, c'est qu'il n'y a pas, ou presque pas, d'inclinaison céphalique ; le forceps doit alors être appliqué sans obliquité de direction. Si, au contraire, ce point de repère de la tête est trouvé près de la paroi latérale gauche du bassin, la tête est très inclinée, comme elle est représentée figure 4. Le doigt qui touche cette fontanelle fait alors, avec l'axe longitudinal céphalique, un angle ouvert à droite. Vous devrez tourner de même l'angle pelvien du forceps. On procéderait de même si l'inclinaison était en sens inverse.

La règle unique qui doit nous conduire dans la direction à donner au forceps, quelle que soit la situation de la tête, peut donc se formuler ainsi :

*Le forceps doit être tourné de façon que son angle pelvien soit dirigé comme l'angle que l'index a formé avec la ligne occipito-mentonnière lorsqu'on a touché la petite fontanelle ou le menton ; il faut aussi placer toujours la première la branche qui doit rester la plus antérieure.*

Si cette règle est exactement suivie, si l'on réussit à bien superposer l'angle pelvien du forceps sur l'angle théorique indiqué, on obtient par cela même les deux genres d'obliquité instrumentale qui donnent la prise vraiment régulière, c'est-à-dire que la tête est saisie longitudinalement par le forceps.

Remarquons que, dans tous les cas de situation inclinée de la tête, celle-ci sera saisie, le menton ou l'occiput tourné, non du côté antérieur de l'instrument, comme le conseillent les auteurs, mais au contraire du côté opposé, celui qui correspond à la convexité de la courbe pelvienne du forceps classique. C'est ce qu'indique bien la figure 4.

Ainsi qu'on vient de le voir, ce forceps peut rendre de grands services comme instrument d'évolution, si l'on a, bien entendu, fait un diagnostic précis de la situation de la tête. Pour les praticiens qui n'auraient pas pu faire ce diagnostic et qui se borneraient à faire une application directe, quelle que soit la situation céphalique, cet instrument n'est, ni meilleur ni plus mauvais qu'un autre. Lorsque le travail est avancé, la tête étant située en occipito-antérieure sans aucune déflexion, ce forceps s'applique absolument comme celui de Levret. C'est alors que tous les forceps se valent.

Notre forceps angulaire vaut simplement les autres pour les cas simples, mais il vaut mieux pour les cas anormaux et difficiles où la tête doit être saisie encore élevée et non fléchie, où il faut la diriger ; les avantages qu'on lui trouvera seront proportionnels aux connaissances générales qu'on aura sur les principes de la mécanique obstétricale, et proportionnels aussi à l'expérience et à l'habileté opératoire de l'accoucheur.

Lyon. — Imp. Vitte et Perrussel, rue Condé, 30.